Olla De Cocción Lenta

Recetas De Cocina Sabrosas Y Deliciosas

(20 Deliciosas Recetas Para Su Crockpot)

Lope Garza

Publicado Por Daniel Heath

© **Lope Garza**

Todos los derechos reservados

Olla De Cocción Lenta: Recetas De Cocina Sabrosas Y Deliciosas (20 Deliciosas Recetas Para Su Crockpot)

ISBN 978-1-989837-15-3

Este documento está orientado a proporcionar información exacta y confiable con respecto al tema y asunto que trata. La publicación se vende con la idea de que el editor no esté obligado a prestar contabilidad, permitida oficialmente, u otros servicios cualificados. Si se necesita asesoramiento, legal o profesional, debería solicitar a una persona con experiencia en la profesión.

Desde una Declaración de Principios aceptada y aprobada tanto por un comité de la American Bar Association (el Colegio de Abogados de Estados Unidos) como por un comité de editores y asociaciones.

No se permite la reproducción, duplicado o transmisión de cualquier parte de este documento en cualquier medio electrónico o formato impreso. Se prohíbe de forma estricta la grabación de esta publicación así como tampoco se permite cualquier almacenamiento de este documento sin permiso escrito del editor. Todos los derechos reservados.

Se establece que la información que contiene este documento es veraz y coherente, ya que cualquier responsabilidad, en términos de falta de atención o de otro tipo, por el uso o abuso de cualquier política, proceso o dirección contenida en este documento será responsabilidad exclusiva y absoluta del lector receptor. Bajo ninguna circunstancia se hará responsable o culpable de forma legal al editor por cualquier reparación, daños o pérdida monetaria debido a la información aquí contenida, ya sea de forma directa o indirectamente.

Los respectivos autores son propietarios de todos los derechos de autor que no están en posesión del editor.

La información aquí contenida se ofrece únicamente con fines informativos y, como tal, es universal. La presentación de la información se realiza sin contrato ni ningún tipo de garantía.

Las marcas registradas utilizadas son sin ningún tipo de consentimiento y la publicación de la marca registrada es sin el permiso o respaldo del propietario de esta. Todas las marcas registradas y demás marcas incluidas en este libro son solo para fines de aclaración y son propiedad de los mismos propietarios, no están afiliadas a este documento.

TABLA DE CONTENIDO

PARTE 1 1

INTRODUCCIÓN 2

CAPITULO 01: RECETAS PARA UN DESAYUNO SALUDABLES 4

1. DESAYUNO DE CRUMBLE DE MANZANA Y GRANOLA 5
2. TORTA DE ZANAHORIA Y PAN DE AVENA DE CALABACÍN 6
3. AVENA CORTADA CON CALABAZA EN OLLA DE ACCIÓN LENTA 7
4. PAN DE BANANA EN EL CROCKPOT 9
5. CACEROLA DE HUEVOS GRIEGOS EN CROCKPOT 10

CAPITULO 02: DELICIOSOS RECETAS DE ALMUERZOS PARA EL CROCKPOT 12

6. SOPA DE LASAÑA EN CROCKPOT 12
7. ALBONDIGAS DE CARNE CON MIEL EN CROCKPOT 14
8. AJIES MORRONES RELLENOS EN CROCKPOT 15
9. SENCILLO TACO PASTA HORNEADO EN CROCKPOT 16
10. POLLO DULCE CON SÉSAMO EN CROCKPOT 18

CAPITULO 03: DELICIOSAS RECETAS PARA CENAS 20

11. POLLO A LA CERVEZA DE CALABAZA

COCIDO A FUEGO LENTO EN CROCKPOT 20
12. LASAÑA DE ESPINACA CON CHAMPIGNONES AL PESTO EN CROCKPOT .. 22
13. POLLO PICANTE COREANO EN CROCKPOT 23
14. POLLO CON LIMÓN Y ACEITUNAS EN CROCKPOT 25
15. SOPA DE ENCHILADA DE POLLO EN CROCKPOT 26

CAPITULO 04: RICOS APERITIVOS EN CROCKPOT 29

16. SALSA DE QUESO Y POLLO EN CROCKPOT 29
17. DULCES Y PICANTES CHAMPIGNONES EN CROCKPOT 30
18. ALITAS DE POLLO EN CROCKPOT 31
19. RECETA DE SALSA DE ACEITUNAS VERDES 31
20. SALSA DE CEBOLLA A AL FRANCESA EN CROCKPOT 32

CAPITULO 05: DELICIOSOS Y SENCILLOS POSTRES 34

21. CRUJIENTES CAPRICHOS EN CROCKPOT . 34
22. CHEESECAKE DE LIMÓN EN CROCKPOT .. 35
23. BUDÍN DE PAN EN CROCKPOT 36
24. MANZANAS HORNEADAS EN CROCKPOT 37
25. PASTEL DE CHOCOLATE EN CROCKPOT ... 38

CONCLUSIÓN 39

- PARTE 2 40
- INTRODUCCIÓN 41
- SALSA DE TOMATE ITALIANA 41
- LASAÑA DE VEGETALES 42
- SOPA DE VEGETALES 44
- CHILI VEGANO 46
- INGREDIENTS 46
- PREPARATION 47
- PUDÍN DE FRESAS 47
- RATATOUILLE DE GARBANZOS 49
- SALSA PARA ESPAGUETI 51
- INGREDIENTS 51
- SALSA MARINARA DE LA CASA 52
- GUISO DE VEGETALES 53
- PAPAS ASADAS AL HORNO 55
- GUISO VEGANO MEDITERRÁNEO 56
- PAN INTEGRAL CON PASAS 57
- QUÍNOA Y ARÁNDANO DE CHÍA 58
- CALABAZAS CON MANZANAS 59
- TAGINE DE VEGETALES DE RAÍZ 60
- INGREDIENTES 60
- PREPARACIÓN 61
- CAZUELA VEGANA 62

INGREDIENTES 62
PREPARACIÓN 63

CHAMPIÑONES MARINADOS 64

INGREDIENTES 64
PREPARACIÓN 64

FRIJOLES FRITOS MEXICANOS 65

INGREDIENTES 65
PREPARACIÓN 65

SOPA DE LENTEJAS 66

INGREDIENTES 66
PREPARACIÓN 67

GUISADO DE PAPAS DULCES 67

CURRY CON VERDURAS Y HUEVOS COCIDOS
.... 69

FRIJOLES AL HORNO CON MAPLE SLOW COOKER MILADY 71

GUISO COCIDO A FUEGO LENTO DE CHALOTE Y CALABAZAS 72

PIMIENTOS RELLENOS A BAJA COCCIÓN 75

CHILI DE FRIJOLES DE ÁRBOL A BAJA COCCIÓN
.... 78

CONCLUSIÓN 81

Parte 1

INTRODUCCIÓN

Perder peso no es tarea fácil y renunciar a todas esas bellas y deliciosas comidas es igualmente difícil. Si te estas deseando comer mejor y mantenerte en forma y saludable, nosotros te traemos la mejor forma. Usa tu crockpot para cocinar algunas de las recetas mas fáciles y simples que consiguen los mejores resultados.

No solo tu disfrutaras crear estos platillos sino que tu familia también los amara. Si no tienes tiempo para hacer un desayuno, almuerzo o cena completo y saludable, no hay de que preocuparse, ya que le traemos las 25 mejores recetas de cocina rápidas y saludables para perder peso, para ollas de cocción lenta.

También conocida como olla de cocción lenta, una crockpot es un electrodoméstico que es usado para hervir a fuego lento, para periodos de muchas horas de cocción sin la necesidad de supervisión. Seras capaz de hacer sopas, estofados, cacerolas y hasta hervir y hornear alimentos sin la necesidad de revolverlos continuamente. Con el modo de cocción lenta, las crockpots son la mejor opción para mujeres y hombres trabajadores, debido a que pueden cocinar el desayuno la noche anterior gracias al temporizador, y de esta manera disfrutar un desayuno completo y saludable en la mañana.

Vaya a través de este ebook y lea algunas de las mas fáciles y simples recetas para desayunos, almuerzos, cenas, aperitivos además de postres y sera sorprendido al ver lo fácil que usted puede prepararlos en su hogar y mantener feliz a su familia.

Todo lo que necesita hacer es sacar su crockpot y decidir que desea comer, ya que nosotros tenemos la mejor colección de recetas desde desayunos hasta almuerzos, cenas, aperitivos y hasta postres que mantendrán a usted y a su familia en forma y usted sera capas de disfrutar una rápida y saludable comida casera en el menor tiempo posible.

CAPITULO 01: Recetas para un desayuno saludables

Tener un buen desayuno todos los días no es lo mas fácil debido a que prepararlo toma algo de tiempo y con todo haciéndose tarde, preparar el desayuno no parece la mejor opción. Las cosas se vuelven mas complicadas cuando se tienen hijos a quienes debes cuidar, hacerlos comer y mandarlos a la escuela, lo cual puede ser un desafío. La mayoría de las mujeres e incluso algunos hombres acaban salteándose esta muy importante comida del día, lo cual no tiene buenos efectos en el cuerpo a largo plazo.

De todas formas, con crockpot, preparar los desayunos se ha vuelto mucho mas simple. Si tienes un crockpot y no lo has estado usando, es tiempo de limpiarlo y dejarlo listo para usarlo porque puedes hacer algunos saludables y deliciosos desayunos en tu crockpot y disfrutar un gran día. No hay absolutamente ninguna razón por la cual tu crockpot deba permanecer en el estante durante la temporada de verano ya que puedes

puedes usarlo para cocinar algunos simples y deliciosos desayunos que no solamente son nutritivos sino que también te ayudaran a disfrutar una buena comida y empezar el día.

1. *Desayuno de Crumble de Manzana y Granola*

Es tiempo de dejar de tomar el crumble de manzana como un postre y disfrutarlo como desayuno, quedara atrapado por este saludable y nutritivo desayuno al instante. Lleno con los ingredientes correctos como granola, manzanas frescas y canela, hará si mañana deliciosa y ayudara a mantenerse activo todo el día.

Ingredientes:
4 manzanas verdes de la abuela Smith
2 tazas de cereal de granola, 1/2 taza de granola y 1/2 taza de hojuelas de salvado es muy bueno
1/5 taza de jarabe de maple
½ taza de jugo de manzana
4 cucharadas soperas de manteca libre de

lactosa
2 cucharadas de te de canela, finamente molida
1 cucharada de te de nuez moscada, finamente molida

Como prepararlo:
Pelar y remover el carozo de las manzanas, luego cortarlas en rebanadas gruesas y trozos. Agregar todo al crockpot y mezclar bien. Tapar y dejar cocinar por 4 horas. Disfrutar el delicioso desayuno, y también se puede mantener en el refrigerador por hasta 3 días y así evitar la molestia de cocinar todos los días.

2. Torta de Zanahoria y Pan de Avena de Calabacín

Este es un alimento vegano, libre de gluten y soja, altamente nutritivo y te ayudara a disfrutar de un buen día.

Ingredientes:
1 taza de avena cortada
1 ¼ de taza de leche saborizada de vainilla
Pequeñas zanahorias ralladas
1/2 calabacín pequeño, pelado y rallado
Una pizca de sal

Una pizca de nuez moscada
Una pizca de clavos de olor
1 cucharada de te de canela
1 cucharada sopera de azúcar marrón, jarabe de maple o néctar de agave
2 1/2 tazas de nueces de pecan picadas
Un puñado de nueces para esparcirlas por encima cuando este listo
2 cucharadas de te de extracto de vainilla puro

Como cocinarlo:
Colocar aceite en aerosol en el crockpot y combinar todos los ingredientes dentro, con excepción de las nueces de pecan. Dejar cocinar entre 6 y 8 horas, de esta forma tendrá el mejor desayuno para tomar con su café. Puede agregar mas leche o especias al momento de servirse. No olvide agregar las nueces cortadas por encima.

3. Avena Cortada con Calabaza en Olla de Acción Lenta

Ingredientes:

2 tazas de avena cortada (no reemplazarla por avena instantánea o arrollada)
1 1/2 tazas de puré de calabaza
2 manzanas, cortadas en cubo con su cascara
cucharadas soperas de manteca de almendras
tazas de leche de soja sin azúcar (puede usar de almendra)
2 cucharadas de te de extracto de vainilla
1/2 cucharada de te de sal marina
1 cucharada de te de nuez moscada
2 cucharadas de te de canela
1/2 taza de jarabe de maple
1/2 taza de pasas de uva
1 taza de nueces picadas (almendras, nueces y nueces de pecan)

Como cocinarlo:

Tomar todos los ingredientes dejando las nueces y las pasas en un contenedor de vidrio que pueda ser ajustado en el crockpot. Mezclarlos y colocar el bowl en el centro. Luego comenzar a llenar el crockpot con agua pero manteniéndose seguro de dejar al menos 1 pulgada de espacio entre el agua y el borde del bowl para evitar salpicar los ingredientes.

4. *Pan de Banana en el Crockpot*

Si tienes un paladar dulce, entonces definitivamente disfrutaras este desayuno ya que es dulce, sabroso y reconfortante, ya que no requiere mucho tiempo o esfuerzo en hacer.

Elementos que necesitara:
4 huevos
1 taza de manteca, temperatura ambiente
2 tazas de azúcar
2 tazas de harina
2 cucharadas de te de polvo de hornear
1 cucharada de te de bicarbonato de sodio
1 cucharada de te de sal
8 bananas de tamaño mediano, pisadas

Como cocinarlo:

Combinar la manteca, huevos y azúcar muy bien hasta que se hayan mezclado totalmente y luego añadir el polvo de hornear, bicarbonato de sodio y la sal. Continúe agregando las bananas pisadas y harina, de una en una, para que de esta forma todos los ingredientes estén muy bien mezclados.

Lubrique si molde y ponga en el la mezcla, luego coloque el molde dentro del crockpot. Coloque la tapa en el mismo con la ayuda de papel de cocina déjelo cocinarse por al menos 4 horas o hasta que la torta este lista. Remueva el molde del crockpot y disfrútelo mientras todavía este tibio con una taza de café para mejor sabor.

5. *Cacerola de Huevos Griegos en Crockpot*

Los huevos son la manera perfecta de empezar el día debido a que tienen todo el a proporción correcta. Con el beneficio adicional de vegetales, este logra un desayuno saludable que lo ayudara inmensamente a perder peso.

Elementos que necesitara:
10 huevos (batidos)
½ taza de leche
½ cucharada de te de sal
1 cucharada de te de pimienta negra
1 cucharada sopera de cebolla roja
1 cucharada de te de ajo
½ taza de tomates disecados

1 taza de champignones cortados
2 tazas de espinaca
½ taza de queso Feta

Como prepararlo:
Batir los huevos en un bowl grande y agregar la leche, sal y pimienta junto con la cebolla roja y el ajo. Mezclar todo junto y agregar los tomates disecados, champignones y espinada una tras otra. Verter la mezcla dentro del crockpot y encenderlo en potencia baja. Añadir el queso feta al final y dejarlo cocinar por al menos entre 4 y 6 horas.

Una vez que este listo, sacarlo, cortarlo en pedazos y disfrutarlo con tostadas o waffles. Esta cacerola puede ser guardada en el refrigerador por algunos días si no desea hacerla todos los días.

CAPITULO 02: Deliciosos Recetas de Almuerzos para el Crockpot

El almuerzo es una comida muy importante del día y usted debe comer correctamente y asegurarse de que su familia disfrute una saludable y nutritiva comida que los mantenga durante el día.

6. Sopa de Lasaña en Crockpot

Esta es una receta muy deliciosa y saludable que puede ser hecha en un crockpot sin ni siquiera batirla. Solo debe agregar los fideos al final y eso también sin siquiera hervir o cocinar, lo que le ahorrara el tiempo de cocción y tendrá su saludable almuerzo sin esfuerzo.

Elementos que necesitara:
1 libra de carne molida
3 tazas de caldo de carne
4 - 6 dientes de ajo triturados
1 cucharada sopera de perejil disecado
1 cucharada sopera de albahaca disecada
1 taza de cebolla picada
1 lata de tomates cortados en cubos
1 taza de pasta de tomate

1 taza de jugo de verduras
2 tazas de pasta cruda
Sal y pimienta a gusto
Agua como se requiera
Queso rallado como cubierta

Como preparar:

Mezclar la lata de tomates y la pasta de tomates en el crockpot y agregar la carne, el caldo, el ajo, el perejil como también la albahaca, cebolla, jugo de verduras y sazonar con sal y pimienta. Cubrir el crockpot y dejar cocinar en potencia baja entre 7 y 8 horas, o en temperatura alta por 4 o 5 horas, para que de esta manera la carne este bien cocida y los sabores se mezclen entre si.

Durante los últimos 30 minutos de cocción, agregar el agua y la pasta, y mezclar bien todo. Continuar cocinando luego de colocar la tapa nuevamente. Si desea que la sopa de lasaña este mas en estado liquido, agregar mas agua o caldo junto con los fideos para darle una rica textura.

7. Albondigas de Carne con Miel en Crockpot

Esta es una receta muy fácil y simple de hacer ya que ni siquiera tiene que hacer las albondigas en su casa si no cuenta con el tiempo necesario, pero tampoco quiere que sus hijos consuman las salsas compradas en la tienda con grandes cantidades de sodio. Prepare la salsa, añada las albondigas y lo esperara un almuerzo delicioso hecho en crockpot.

Elementos que necesitara:
1 taza de azúcar marrón
3/4 tazas de miel
1 taza de ketchup
2 cucharada sopera de salsa de soja
3 dientes de ajo picado
1 bolsa de albondigas congeladas, precocidas

Como cocinarlo:
Mezclar el azúcar marrón, miel, ketchup, salsa de soja y el ajo todo junto, y mezclar bien. Colocar las albondigas en el crockpot y verter la salsa sobre ellas. Asegurarse de que todas las albondigas estén cubiertas por la salsa para que de esta forma sepan

bien. Dejarlas cocinar por al menos 3 a 4 horas para mejor resultados. Su delicioso y nutritivo almuerzo esta listo; usted puede acompañarlas con fideos o arroz con hiervas, o incluso con pan tostado.

8. Ajies Morrones Rellenos en Crockpot

Esta es una opción muy saludable para almorzar, ya que no contiene nada que sea malo para la salud. No solo e saludable y deliciosa sino que también es muy simple para preparar y requiere ingredientes muy básicos que se pueden encontrar en la mayoría de los hogares.

Elementos que necesita:
6 ajíes morrones grandes
1 libra de carne picada
1 libra de arroz salvaje
2 tazas de caldo
1 cebolla mediana finamente cortada
2 dientes de ajo picados
2 tazas de queso
1 huevo
Sal y pimienta a gusto

Como cocinarlo:
Comenzar por cortar la parte superior del

ají y remover las semillas y las partes blancas. Mezclar la carne picada con el arroz ya cocinado, tomates, cebolla, ajo, queso, huevo, sal y pimienta. Asegurarse que este bien mezclado y luego rellenar los ajíes con la mezcla.

Verter el caldo y los tomates remanentes sobre los ajíes y cocinar en temperatura alta por 4 a 5 horas, y de esta forma los ajíes y la carne picada quedaran muy bien cocinados.

9. *Sencillo Taco Pasta Horneado en Crockpot*

Este es un capricho para todos en la familia y también un maravilloso almuerzo ya que no debe preocuparse por si sera lo suficientemente bueno para cada miembro de la familia. Puede dejarlo preparándose antes de irse al trabajo, y de esta forma al volver tendrá un delicioso almuerzo esperándolo que lo dejara satisfecho. Agarre su crockpot y comience con este sabroso horneado de pasta.

Elementos que necesitara:
1 libra de carne picada

1 taza de caldo de carne
1 taza de agua
1 paquete se saborizante para tacos
1 taza de tomates en cubo
1/4 de taza de cebolla blanca finamente cortada
1 diente de ajo picado
8 onzas de salsa para enchilada o para tacos
4 onzas de queso crema cortado en pequeños trozos
3 tazas de fideos cocinados
2 tazas de queso cheddar rallado

Como cocinarlo:

Cocinar la carne a fuego medio, batiendo constantemente para que de esta forma se cocine completamente sin humedad extra. Colocar la carne, el caldo, agua, el condimento para taco, tomates, cebolla, ajo, la salsa para la taco o enchilada y el queso crema en el crockpot y mezclar bien.

Cocinarlo por al menos 4 horas. Cuando falten entre 15 o 20 minutos, agregar los fideos junto con el queso rallado y mezclar bien. Dejar cocinar por el tiempo restante y servir caliente. Se obtiene una receta deliciosa y saludable, y si utiliza queso bajo en grasa, se vuelve todavía mas saludable.

10. Pollo Dulce con Sésamo en Crockpot

Elementos que necesitara:
5 pechugas de pollo sin hueso ni piel
Sal y pimienta
1 1/2 tazas de miel
1 taza de salsa de soja
1 taza de cebolla finamente cortada
½ taza de ketchup o salsa de tomate
4 cucharadas soperas de aceite de oliva
4 dientes de ajo picados
1/2 cucharada de te de hojuelas de pimiento rojo
4 cucharadas de te maizena disuelta en 3 cucharadas soperas de agua
Semillas de sésamo para adornar

Como prepararlo:
Sazonar las piezas de pollo con sal y pimienta, luego colocarlas en el crockpot. En otro bowl, mezclar la miel, la salsa de soja, cebolla, ketchup o salsa de tomate, ajo y las hojuelas de pimienta roja, y verter la mezcla sobre el pollo. Dejarlo cocinar

por al menos 4 horas en potencia baja o 2 horas en potencia alta.

Una vez que el pollo este listo, sacarlo del crockpot dejando la salsa dentro. Disolver la maizena en agua y verterla en el crockpot a temperatura baja para que esta se espese. Despedazar el pollo con un tenedor, colocarlo nuevamente en el crockpot y mezclar muy bien. Adornar el pollo con las semillas de sésamo antes de servir. Puede servirse con arroz, fideos o incluso pan y sabrá delicioso.

CAPITULO 03: Deliciosas recetas para cenas

Estas son algunas deliciosas recetas que te dejaran satisfecho, que usan comida real y especias que te ayudaran a disfrutar una comida caliente en casa.

11. Pollo a la Cerveza de Calabaza Cocido a Fuego Lento en Crockpot

Elementos que necesitara:
4 pechugas o muslos de pollo sin piel ni huesos
4 salchicha de andouille, cortada en cuartos
2 cebollas finamente picadas
2 ajíes rojos picados
2 tomates cortados en cubos
2 ajíes chili verdes cortados en cubos
4 cucharadas soperas de salsa picante
2 cucharadas soperas de polvo de chili
2 cucharadas de te de paprika ahumada
4 cucharadas de te de tomillo seco
1 cucharada de te de pimienta cayena
1/2 cucharada de te de sal
1/2 cucharada de te de pimienta

1 cerveza de calabaza, puede usar otra cosa también
4 cucharadas soperas de maizena
1/2 taza de agua

Como preparalo:

Esparcir las cebollas en el fondo del crockpot y añadir los pimientos rojos, salchichas, tomates, ajies verdes, salsa picante, polvo de chili junto con la paprika, tomillo, pimienta cayena, sal y pimienta. Añadir el pollo y verter la cerveza sobre el para que de esta forma quede sumergido en cerveza.

Dejarlo cocinar por al menos 6 u 8 horas en potencia baja, o de 4 a 5 horas en potencia alta, para que de esta forma el pollo quede muy bien cocinado. 30 minutos antes de que este listo para servir, disolver la maizena en el agua verterlo en el crockpot. Dejarlo cocinar para que la salsa se vuelva espesa. Servir con arroz, pan o incluso pasta, y de esta forma disfrutara una deliciosa cena sin mucho esfuerzo, y que sea saludable a la vez.

12. Lasaña de Espinaca con Champignones al Pesto en Crockpot

Elementos que necesitara:
5 tazas de espinada trozada
3 tazas de champignones cortados en rodajas
1 taza de pesto comercial
1 taza de queso muzzarella parcialmente descremado, trozado
1 cartón de queso ricotta sin grasa
2 huevos batidos
1 taza de queso parmesano fresco, rayado
1 botella de salsa para pasta de tomate y albahaca sin grasa
1 taza de salsa de tomate
1 paquete de fideos de lasagna precocida

Como cocinarlo:
Hervir la espinaca al vapor por aproximadamente 3 minutos o menos para que quede marchita. Drenarla y dejarla secar, luego cortarla y combinarla con champignones y el pesto.

Mezclar el provolone, la ricotta y la mitad del queso parmesano, luego mezclarlos junto con los huevos para conseguir una textura gruesa. En un bowl separado, mezclar la salsa de tomate con la salsa para pasta y dejarlo a un lado.

Cubrir el crockpot con aceite de aerosol y verter la mitad de la mezcla de salsa de pasta seguido de los fideos. Luego añadir la mezcla de quesos y por ultimo la mezcla de espinaca. Repetir el proceso hasta que todas las capas hayan sido añadidas. Colocar los fideos remanentes en la parte superior, esparcir la salsa restante y colocar el queso parmesano restante. Cubrir el crockpot y dejarlo cocinar por 5 horas en temperatura baja, para que este bien cocido y listo para servir.

Se puede servir junto con pan de ajo para crear una cena del estilo de un restaurante, saludable y mucho mas barato al mismo tiempo. Para hacerlo todavía mas saludable puede usar quesos bajos en grasa o evitar aquellos con demasiado contenido graso.

13. Pollo Picante Coreano en Crockpot

Elementos que necesitara:
4 libras de pechuga o muslos de pollo sin piel y sin huesos, desgrasado y cortados en

cubos
4 zanahoras grandes cortadas en grandes trozos
2 cebollas grandes cortadas en grandes trozos
Elementos para la salsa:
4 cucharadas soperas de hojuelas de chili coreano
3 cucharadas soperas de pasta de chili coreano
5 cucharadas soperas de salsa de soja baja en sodio
3 cucharadas soperas de mirin
3 cucharadas soperas de miel o jarabe de maíz
2 cucharadas soperas de aceite de sésamo
5 dientes de ajo, picados
Semillas de sésamo y cebollines de verdeo cortados en pequeños trozos para decorar
Como cocinarlo:
Combinar todos los ingredientes para la salsa y mezclarlos bien.
Añadir el pollo y los vegetales al crockpot, verter la salsa sobre ellos y mezclar bien para cubrir toda la carne y los vegetales. Cubrir el crockpot y dejar cocinarlo por al

menos 4 horas en potencia baja hasta que el pollo este realmente tierno y la salsa se espese. Esparcir las semillas de sésamo y los cebollines verdes antes de servir. Puede comerse con arroz o pan, y hace de una cena perfectamente sana.

14. Pollo con Limón y Aceitunas en Crockpot

Elementos que necesitara:
4 zanahorias cortadas en trozos de tamaño medio
4 ramas de apio cortadas en trozos de tamaño medio
2 bulbos de hinojo, cortados en trozos y sin el centro
2 cebollas cortadas
o aceitunas verdes rellenas
5 dientes de ajo aplastados
2 hojas de laurel
1 cucharada de te de orégano seco
1 cucharada de te de sal
1 cucharada de te de pimienta
1 libra de muslo de pollo sin piel, hueso y grasa
1 taza de caldo de pollo

1/2 taza de harina
3 cucharada soperas de jugo de limón
1 taza de perejil fresco cortado
Ralladura de cascara de limón

Como prepararlo:

Mezclar las zanahorias, el apio, el hinojo, las aceitunas, las cebollas, el ajo, el laurel, orégano, sal y pimienta. Colocar el pollo sobre las especias y vegetales, luego verter el caldo sobre el junto con agua.

Cubrir el crockpot y dejarlo cocinar a potencia baja hasta que el pollo este tierno y el caldo se vuelva claro. Agregar harina con un poco de agua para formar una salsa espesa, luego colocar el jugo de limón. Colocar la tapa nuevamente y dejarlo hervir a fuego lento por unos minutos hasta que la salsa se espese. Esparcir el perejil y la ralladura de cascara de limón antes de servir y así disfrutara una deliciosa cena en casa.

15. *Sopa de Enchilada de Pollo en Crockpot*

Elementos que necesitara:
2 latas de tomates cocidos

2 latas de tomates cortados en cubos
Ajíes chili verdes a gusto
4 latas de frijoles negros
4 latas de maíz
2 cebollas medianas cortadas en finos trozos
2 ajíes morrones cortado finamente en trozos
4 pechugas de pollo sin grasa
4 tazas de leche
2 latas de salsa para enchilada
1 lata de caldo de pollo
Jugo de limón fresco

Como cocinarlo:

Combinar los tomates cocidos, los tomates en cubos, los frijoles negros y el maíz en el crockpot, y luego añadir las cebollas y los ajíes morrones.

Mezclar la salsa de enchilada junto con el caldo de pollo y la leche, batiéndolo bien. Colocar la pechuga de pollo encima de los vegetales en el crockpot y verter la mezcla sobre el. Colocar la tapa y dejarlo cocinar por 4 horas en potencia alta hasta que el pollo este bien suave y comience a desmoronarse.

Sacar el pollo, destrozarlo bien y volverlo a meter junto con el jugo de limón. Esta es una saludable y sabrosa sopa de enchilada lista para su cena. Puede servirla junto con tapas de tortilla y agregar queso bajo en grasa para mas sabor.

CAPITULO 04: Ricos Aperitivos en Crockpot

Si usted quiere disfrutar algunos excelentes aperitivos en su casa, que sean bajos en calorías y fáciles de preparar, échele un vistazo a estas recetas y estará listo para probarlas.

16. Salsa de Queso y Pollo en Crockpot

Elementos que necesitara:
1 libra de pollo sin hueso, sin grasa, cortado en cubos
1 taza de queso crema
1 taza de salsa ranch
1/2 taza de salsa picante
3/4 de taza de queso cheddar rallado, bajo en grasa

Como preparar:
Colocar todos los ingredientes excepto el queso cheddar en el crockpot y dejarlo cocinar por 40 minutos hasta que el pollo este tierno y se rompa al ser tocado. Agregar el queso cheddar y dejar cocinarse por otros 10 minutos hasta que el queso se derrita,

Esta salsa muy sabrosa y saludable, que incluso puede ser un aperitivo ligero junto con zanahorias o apio, en lugar de papas fritas.

17. Dulces y Picantes Champignones en Crockpot

Elementos que necesitara:
1 libra de champignones frescos
1 taza de salsa hoisin
1 taza de agua
4 cucharadas soperas de ajo picado
1 cucharada de te de azúcar
1 cucharada sopera de ajíes rojos triturados
Ketchup o salsa chili a gusto.

Como cocinarlo:
Mezclar la salsa hoisin, agua, el ajo, azúcar y el ketchup o salsa chili junto con el ají rojo en el crockpot y luego agregar los champignones. Mezclar bien para que de esta forma los champignones queden cubiertos por la mezcla.

Colocar la tapa y dejar cocinar entre 2 y 3 horas, hasta que los champignones absorban el sabor y el resto del liquido se vuelva mas espeso. Esto es un gran aperitivo y los amantes de los champignones querrán comerlo una y otra vez. Para hacerlo mas saludable, esparcir un poco de aceite de oliva antes de servir.

18. Alitas de Pollo en Crockpot

Elementos que necesitara:
1 libra de alitas de pollo, sin piel y sin grasa.
½ taza de manteca
1 taza de salsa picante
1 cucharada sopera de polvo de cebolla
2 cucharada sopera de polvo de ajo
2 cucharadas de te de orégano
Como cocinarlo:
Colocar las alitas de pollo en el crockpot y agregar todos los ingredientes para que estén bien cubiertas, dejarlas cocinar entre 2 y 3 horas hasta que estén tiernas. Asegurarse de que que no haya humedad restante para disfrutar unas alitas crujientes.

19. Receta de Salsa de Aceitunas Verdes

Elementos que necesitara:

1 libra de pollo picado
2 ajíes rojos finamente cortados en trozos
1 cebolla grande
1 lata de frijoles refritos
2 botellas de salsa
2 tazas de queso muzzarella bajo en grasa
1 taza de queso cheddar
1 botella de aceitunas verdes con pimientos

Como cocinarlo:
Colocar los pedazos de pollo, salsa, queso y aceitunas en el crockpot y dejarlo cocinar entre 3 y 4 horas, hasta que esté completamente tierno y el queso se haya derretido. Revolver cada tanto para asegurarse que el queso no se pase.

Esto hará un montón de salsa de pollo que también podrá usar para untar sobre pan.

20. *Salsa de Cebolla a al Francesa en Crockpot*

Elementos que necesitara:
3 tazas de cebollas cortadas en trozos
3 cucharadas soperas de aceite de oliva
1 cucharadas soperas de manteca
Sal a gusto

1 taza de crema agria
1 taza de mayonesa
1 pizca de pimienta cayena

Como prepararlo:

Colocar la cebolla, la manteca y la sal dentro del crockpot y mezclar bien. Cocinar en potencia alta por al menos 8 horas, para que de esta forma la cebolla tome un color marrón caramelo. Drenar la humedad excesiva y mezclar con la mayonesa, la crema agria y la pimienta cayena.

CAPITULO 05: Deliciosos y Sencillos Postres

No necesita gastar dinero para comer grandes postres ya que puede hacerlos de manera rápida y deliciosa en su hogar con su crockpot.

21. Crujientes Caprichos en Crockpot

Elementos que necesitara:
8 tazas de malvaviscos cortados en pedazos
5 cucharadas soperas de manteca
6 tazas de cereal de arroz crujiente
1 taza de arándanos rojos secos
¾ de taza de pistacho cortados en trozos

Como cocinarlo:
Untar manteca en el crockpot para que este listo para hornear, y combinar los malvaviscos con la manteca. Cocinar por una hora o mas, hasta que los malvaviscos estén suaves. Agregar el cereal, los arándanos rojos, el pistacho y mezclar bien para que todos este cubierto.

Untar un poco de manteca en sus manos y hacer pequeñas bolas. Sus caprichos están listos para servir.

22. Cheesecake de Limón en Crockpot

Elementos que necesitara:

15 onzas de queso crema, temperatura ambiente
1 taza de azúcar
3 cucharadas soperas de jugo de limón
2 cucharadas soperas de harina
1 cucharada de te de esencia de vainilla
1 taza de crema agria
5 huevos ligeramente batidos
3 cucharadas de te de cascara de limón finamente rallada
2 tazas de agua tibia

Como prepararlo:

Rociar el interior del crockpot con aceite en aerosol. En un bowl separado mezclar el queso crema, azúcar, jugo de limón, harina, esencia de vainilla y batir bien. Agregar la crema agria hasta que este bien mezclada. Añadir los huevos uno por uno, batiéndolos lentamente, y al final añadir la ralladura de cascara de limón.

Colocar esta mezcla en un recipiente separado, y este dentro del crockpot. Llenar el crockpot con agua hasta justo por debajo del borde del bowl. Colocar la tapa y dejar cocinar por 3 a 4 horas, o hasta que vea que el centro se haya asentado.

Una vez que este hecho, sacar el recipiente y cortarlo. Servir con frambuesas o cualquier otra fruta que desee.

23. Budín de Pan en Crockpot

Elementos que necesitara:
10 tazas de pan francés cortado en cubos
1 taza de pasas de uva
3 tazas de leche
5 huevos
2 tazas de azúcar
1/2 taza de manteca derretida
2 cucharadas de te de canela
½ cucharada de te de esencia de vainilla
¼ de cucharada de te de nuez moscada
1/8 de cucharada de te de sal

Como preparar:
Rociar el interior del crockpot con aceite en aerosol y colocar el pan junto con las pasas de uva. En un bowl separado, batir los huevos, la leche, el azúcar, la manteca derretida, la canela, la esencia de vainilla, nuez moscada y la sal. Verter esta mezcla sobre el pan y las pasas de uva. Asegurarse

de que este todo mezclado y el pan este cubierto.

Colocar la tapa y cocinar por 3 horas hasta que al insertar el cuchillo, este salga limpio. Servir tibio junto con jarabe de chocolate o crema.

24. *Manzanas horneadas en Crockpot*

Elementos que necesitara:
8 manzanas rojas medianas
7 tazas de granola
4 cucharadas soperas de manteca derretida
7 cucharadas soperas de jarabe de maple
Helado o crema batida si se lo desea
Como prepararlo:
Cortar la parte superior de las manzanas con un cuchillo afilado y cuidadosamente remover el corazón y las semillas de cada una. Colocar tanta granola en cada una como sea posible y luego colocarlas en el crockpot. Cubrir cada manzana con la manteca derretida y el jarabe de maple, y dejarlas cocinar en potencia alta por 2 horas hasta que este suaves, pero que no se rompan o arruinar el postre.

25. Pastel de Chocolate en Crockpot

Elementos que necesitara:
1 paquete de mezcla para torta
1 caja de mezcla para budín de chocolate
1 taza de nutella
1.5 tazas de leche
1 barra de manteca

Como prepararlo:
Cubrir el interior del crockpot con papel de cocina y colocar la mezcla para torta bien distribuida en el fondo. Hacer lo mismo con la mezcla de budín de chocolate. Primero verter la manteca derretida sobre la mezclas ya ubicadas, seguido por la leche. Finalmente, agregar la nutella y presionar para que se mantenga todo junto.

Dejar cocinar por 3 o 4 horas, dependiendo el tamaño de su crockpot. La torta no debe quedar muy dura, y debe tener un centro húmedo o hasta mojado.

CONCLUSIÓN

Comer bien es la clave para una buena salud y si usted quiere mantenerse en forma, inteligente y lucir joven, debe comenzar a comer bien. Empiece el día con un buen desayuno, coma un saludable almuerzo como también cena, y disfrute unos aperitivos deliciosos y bajos en calorías, así podrá disfrutar la vida.

Este ebook ha sido conformado específicamente por personas que no tienen tiempo para cocinar pero, de todas formas quieren comer saludable. Con la ayuda de un crockpot, podrá comer bien y disfrutar algunas de las mejores comidas que solo pudo haber imaginado anteriormente.

Usted puede jugar un papel importante en mantenerse inteligente y saludable, si toma las decisiones correctas y preparar comidas que sean bajas en calorías, de esta forma se podrá proveer si mismo con una chance de comer bien y mantenerse en forma, gracias a un crockpot que hace todo mucho mas simple.

Parte 2

Introducción

Descubre fáciles y deliciosas recetas vegetarianas a baja cocción que usanolla de cocción lenta (crock-pot)para cocinar variedades de comidas. Pueden ser usadas para realizar buenas recetas con vegetales; adaptaciones de recetas clásicas tales como la salsa de espagueti y chili, postres, platos de arroz, espagueti, salmueras, etc. ¡Nosotros hemos recolectado nuestras mejores recetas veganas para cocinar en la crock-pot!La baja cocción reserva tiempo para las personas ocupadas. Mientras haces de niñera, te permite prestarles más atención durante la cocción de la cena.

Salsa de Tomate Italiana

Lista en 7h 45 min. Rinde para 12 porciones

INGREDIENTES

- 14 tazas de tomate ciruelo enlatado, toscamente desmenuzado, con jugo
- 1 taza de vino blanco

- 1/2 taza de aceite de oliva
- 2 c. cucharadas de perejil seco
- 4 dientes de ajo, machacados
- 2 c. Té de Sal
- 1 c. Infusión exprimida de pimentón rojo
- 1 c. orégano seco
- 1 c. Infusión de albahaca seca
- 1 c. Infusión de pimienta

PREPARACIÓN

1. Coloca los tomates en su jugo, vino, aceite de oliva, perejil, ajo, pimentones rojos en trocitos, albahaca y pimienta en la cazuela.
2. Cubre y cocina a baja temperatura de 8 a 10 horas, o a alta temperatura de 4 a 6 horas, hasta que la salsa esté caliente y burbujeante.
3. Servir sobre pasta caliente y rociar queso parmesano gratinado.

Lasaña de Vegetales

Lista en 4 h 55 min. Rinde para 6 porciones

INGREDIENTES

- 3 calabacines, rebanados 1/2 porción mínima
- 1 berenjena, rebanada 1/2 porción mínima
- 1/2 taza de salsa de tomate
- 1 lata (28 oz) de tomates picantes cortados en cubitos, drenados
- 1/2 lata de garbanzos
- 1/2 taza de salsa picante
- 275g de queso ricotta
- 1/2 taza de queso italiano gratinado
- 2 c. Aceite de Oliva
- Sal y pimienta
- Unas cuantas hojas de rúcula
- 1 c. Albahaca fresca picada

PREPARACIÓN

1. Revestir el fondo de la olla con una delgada capa de salsa de tomate. Esparce seguidamenteel calabacín. Rocía el aceite, luego espolvorea con sal y pimienta.

2. Esparce de forma pareja la mitad del queso ricotta con una cuchara. Extiende algunos de los tomates en cubitos.
3. Extiende seguidamente la berenjena, luego salpica con sal y pimienta. Repite con la otra mitad del queso ricotta. Esparce las hojas de albahaca.
4. Esparce la salsa y los garbanzos. Extiende la rúcula y finaliza con la salsa italiana.
5. Cocina por 4 horas y media a alta temperatura o hasta que el queso este asado en los lados.
6. Cuando la cocción este completa, inmediatamente remover la cubierta para evitar la humedad en la parte de arriba. Si desea que el queso esté más asado, colóquelo en la parrilla por unos minutos.

Sopa de Vegetales

Tiempo de preparación 6h 20 min. Rinde para 12 porciones

INGREDIENTES
- Aceite de Oliva
- 1 cebolla
- 4 zanahorias
- 4 tallos de apio
- 1 nabo
- 1 lata de tomates en cubitos (700 mL)
- 1 lata de salsa de tomate
- 8 tazas de caldo de pollo
- Perejíl fresco
- Hojas de apio
- Sal al gusto
- Pimentones

PREPARACIÓN
1. Cortar y freír la cebolla en una cacerola con aceite de oliva. Agregar la cebolla a la olla de cocción lenta.
2. Cortar los vegetales. Agregar todos los ingredientes y verduras en la olla de lenta cocción. Hervir a fuego lento por 6 horas o a fuego alto por 3 horas.

Chili Vegano

Tiempo de preparación 6h 20 min. Rinde para 6 porciones

INGREDIENTS

- 1 cebolla finamente picada
- 2 dientes de ajo finamente picados
- 1 taza de maíz congelado
- 2 zanahorias, peladas y picadas en cubos
- 1 1/2 pimiento dulce verde en trocitos
- 2 tallos de apio, rebanados
- 2 paquetes de Veggie Ground (original) Yves Veggie
- 1 lata de judías escarlatas drenadas y lavadas
- 1 lata de caraotas negras, drenadas y lavadas
- 1 lata de tomates picados en cubos
- 1caja salsa de tomate
- 1 c. Infusión de chili
- 1 c. orégano seco

- 1 c. Comino molido de te
- Sal y pimienta al gusto
- Arroz basmati para acompañar

PREPARATION

1. Agregar los primeros 11 ingredientes en la olla de cocción lenta. Agregar el polvo de chili, el orégano y el comino. Agregar sal y pimienta y revolver ligeramente.
2. Cubrir y cocinar a fuego lento por 6-8 horas o a fuego alto por 4 horas.
3. Servir con el arroz basmati si desea.

Pudín de Fresas

Listo en 2h 10 min. Rinde para 6 porciones

INGREDIENTES

- 1 taza de harina
- 1/3 taza de azúcar
- 1 1/2 c. Polvo de hornear de te
- 1/2 c. Té de canela molida
- 1/2 c. Té de Sal

- 2 huevos grandes, batidos con un tenedor
- 2 c. aceite de mesa
- 3 tazas de fresas congeladas. 1 taza por: frambuesas, arándanosy fresas.
- 1/2 tazas de azúcar granulada
- 1/2 taza de agua

PREPARACIÓN

1. Combina los primeros 5 ingredientes en un tazón y revuelve.
2. Agrega los huevos, el aceite, la leche y la vainilla. Mezclar bien.
3. Vierte 3.5 litros en la olla de cocción lenta
4. Coloca los últimos 5 ingredientes en una cacerola.
5. Calienta, removiendo ocasionalmente, hasta mezclar los tazones.
6. Vierte en la olla de cocción lenta.
7. Pon 3 hojas de papel de tocador en la cima de la olla de cocción

lenta y cubre. Cocina por 2 horas a baja temperatura.

Ratatouille de Garbanzos

Lista en 4 h 30 min. Rinde para 6 porciones

INGREDIENTES

- 1 c. de aceite vegetal
- 1 cebolla cortada
- 2 dientes de ajo, finamente picados
- 1 berenjena grande, picada en cuadritos
- 2 c. té de albahaca seca
- 1 c. orégano seco
- 1/2 c. Té de Sal
- 1/2 c. molinillo de té con pimienta negra
- 1 lata de tomates enteros (28 oz / 796 ml)
- 2 pimientos, cortados en 1 pulgada (2.5 cm)
- 2 calabacín, reducido a la mitad longitudinalmente, luego en 1 1/2 pulgada (4 cm)
- 1/3 taza de pasta de tomate

- 1 taza de garbanzos, drenados y lavados O
- 2 tazas de garbanzos caseros cocidos
- 1/4 taza de albahaca o perejil fresco picado

PREPARACIÓN

1. En una sartén grande, calentar el aceite a temperatura media. Agregar la cebolla, los ajos, la berenjena, la albahaca seca, el orégano, sal y pimienta y cocina revolviendo ocasionalmente, por aproximadamente 10 minutos o hasta que la cebolla esté ablandada. Pon la mezcla en la olla de cocción lenta.
2. Agregar los tomates, rompiendo con una cuchara de madera y pimientos, pasta de tomate y los garbanzos. Tapar y cocinar a baja temperatura por 4 horas. (Puedes preparar la ratatouille durante esta parte, deja cocinar completamente y

colócala en contenedores herméticos. Esto puede conservarse por 3 días en el refrigerador y en el congelador por un mes.)
3. Agrega la albahaca y mezcla.

Salsa Para Espagueti

Lista en 3 h 30 min. Para servir 32 veces

INGREDIENTS

- 4 cebollas picadas
- 4 dientes de ajo, machacados.
- 1 pimentón verde, picado
- 1/2 taza de aceite vegetal
- 16 tazas de tomate picado
- 2 c. cucharadas de orégano seco
- 2 c. sopa de albahaca seca
- 1/4 taza de perejil seco picado
- 1/4 taza de azúcar
- 2 c. cucharada de sal
- 3/4 c. té de pimienta
- 1 lata de pasta de tomate (156 mL)

PREPARACIÓN

1. En una sartén, freír la cebolla, los ajos y los pimentones en aceite vegetal por 5 minutos. Luego transferir a la olla de cocción lenta.
2. Agregar los tomates, orégano, albahaca, azúcar, sal y pimienta. Cocinar por 2-3 horas a baja temperatura. Revolver frecuentemente.
3. Dejarque la salsa se enfríe. Meter en unos envases con una cuchara y congelar.

Al momento de consumir la salsa, calentar agregando los 156 ml de pasta de tomate.

Salsa Marinara de la Casa

Lista en 8 h 20 min. Para servir 12 veces.

INGREDIENTES

- 1/4 taza de aceite de canola
- 1 cebolla, picada
- 1 lata de tomates triturados (796 ml)
- 1 taza de salsa de tomate

- 1 lata de pasta de tomate (156 mL)
- 2 ½ c. cucharada de ajo en polvo
- 2 c. cucharada de orégano seco
- 2 c. Sopa de albahaca seca
- 2 c. cucharada de azúcar
- 2 c. unacucharadita de sal
- 2 c. cucharadita de pimienta negra molida

PREPARACIÓN

1. Calentar el aceite de canola en unasartén sobre una temperatura media y freír la cebolla en el aceite hasta que esté blanda.
2. En el tazón de la olla de cocción lenta, combinar la cebolla cocida con el resto de los ingredientes.
3. Tapar y cocinar a baja temperatura por 8 horas.

Guiso de Vegetales

Listo en 2h 25 min. Rinde para 8 Porciones.

INGREDIENTES

- 4 papas cortadas en cubos
- 4 zanahorias rebanadas
- 2 nabos picados en cubos
- 4 tallos de apio
- 2 cebolla, picadas toscamente
- 2 tazas de frijoles vedes guarnecidos
- 4 rebanadas de zucchinis
- 1 lata de mazorcas de maíz en conserva en miniatura escurridas
- 4 tazas de brote tierno de soja
- 1 bolsa de estofado de polvo de comercio
- Aceite de Oliva

PREPARACIÓN

1. En una olla grande, colocar los vegetales y freír en un poco de aceite por 5 minutos.
2. Prepare la bolsa de estofado como se indica e incorpore con las verduras.
3. Hervir y luego reducir la

temperatura y hervir a fuego lento por 2 horas.

Papas Asadas al Horno

Lista en 4 h 40 min. Para servir 4 veces

INGREDIENTES

- 4 papas horneadas, bien fregadas y lavadas
- 1 c. cucharada de aceite de olive extra virgen
- Sal
- 4 hojas de papel aluminio

PREPARACIÓN

1. Pinchar las papas con un tenedor en varios lugares.
2. Frotar las papas con aceite de oliva y salpicar con sal antes de envolver estrechamente en papel aluminio.
3. Colocar en la olla de cocción lenta, cubrir y cocinar a fuego alto por 4 horas y media o 5 horas, o a baja temperatura por 7 horas y media o 8 horas, o

hasta servir.

Guiso Vegano Mediterráneo

Listo en: 10 h 30 min. Porciones: 10

INGREDIENTES

- 1nuéz de Cuba machacada, pelada, despepitada, y cubicados
- 2 tazas de berejena en cubitos, pelada
- 1 taza de salsa de tomate
- 2 tazas de zucchini rebanado
- 2 tazas de okra congelada en temperatura ambiente
- 1/3 taza de pasas
- 1/4 c. té de chili copos
- 1 taza de cebollas cortadas
- 1 tomate maduro, picado
- 1 zanahoria en rodajas finas
- 1/2 taza de caldo de verduras
- 1 diente de ajo, picado
- 1/2 c. comino
- 1/2 c. de cúrcuma
- 1/4 c. canela
- 1/4 c. a la paprika

PREPARACIÓN

1. En una olla de cocción lenta, junte la calabaza, la berenjena, el calabacín, la okra, la salsa de tomate, las zanahorias, el caldo, las pasas y el ajo.
2. Agregue el comino, la cúrcuma, las hojuelas de chile, la canela y el pimentón.
3. Tape y cocine a fuego lento de 8 a 10 horas o hasta que las verduras estén tiernas.

Pan Integral con Pasas

Listo en 1h 55 min. 12 Porciones.

INGREDIENTES

- 3 tazas de harina integral
- 1 c. mesa llena de polvo de hornear
- 2 c. Melaza de mesa o jarabe de maíz.
- 1/2 c. té de canela
- 1/2 c. té de nuez moscada
- 2 c. Aceite de Mesa
- 1 1/2 tazas de agua o según sea

necesario
- 1/2 taza de pasas

PREPARACIÓN

1. Combine la harina, el polvo de hornear, la nuez moscada y la canela. Añadir media taza de pasas.
2. Añadir el aceite, la melaza y el agua. Revuelva para humedecer.
3. Verter en un recipiente de cocina lenta bien engrasado.
4. Coloque una toalla de papel 5 entre la tapa y el recipiente de la olla de cocción lenta para absorber el exceso de humedad.
5. Cocine a fuego alto durante 1 hora y 45 minutos. No levante la tapa durante la cocción.

Quínoa y Arándano de Chía

Listo en 6 h 5 min. 6 raciones.

INGREDIENTES

- 4 tazas de leche de soja
- 4 tazas de agua
- 2 tazas de quínoa
- 2 tazas de arándanos
- 1/3 taza de semillas de chía
- 1/3 taza de miel

PREPARACIÓN

1. Combine todos los ingredientes en el tazón de una olla de cocción lenta.
2. Cubra y cocine a fuego lento durante 6-8 horas.

Calabazas con Manzanas

Listo en: 4 h 15 min. 10 porciones

INGREDIENTES

- 1 calabaza (nuez de Cuba) 3 libras, pelada, sin corazón y cortada en cubitos
- 4 manzanas, peladas, sin corazón y picadas.
- 3/4 taza de arándanos secos
- 1/2 cebolla blanca, picada (opcional)

- 1 c. cucharada de canela molida

PREPARACIÓN

1. Combine todos los ingredientes en el tazón de la olla de cocción lenta.
2. Cocine a fuego alto durante 4 horas, o hasta que la calabaza blanda.
3. Revuelva ocasionalmente.

Tagine de Vegetales de Raíz
Listo en 9 h 50 min. 8 raciones.

INGREDIENTES

- 1 libra de chirivías, peladas y cortadas en cubitos
- 1 libra de nabo o colinabo, pelado y cortado en cubitos
- 2 cebollas medianas, picadas
- 1 libra de zanahorias, peladas y cortadas en cubitos

- 1 c. de cúrcuma
- 1 c. comino
- 1/2 c. te de jengibre
- 4 ciruelas picadas, picadas.
- 1/2 c. canela
- 1/4 c. Te de cayena
- 6 albaricoques secos y picados.
- 1 c. en perejil seco
- 1 c. cucharadas de cilantro seco
- 1 lata (398 ml) de caldo de verduras

PREPARACIÓN

1. Combine todos los ingredientes en el tazón de la olla de cocción lenta y mezcle.
2. Cocine a fuego lento durante 9 horas.

Cazuela Vegana

Listo en 9 h 20 min. 9 raciones.

INGREDIENTES

- 2 c. cucharadas de aceite de oliva
- 1 cebolla, picada
- 2 zanahorias, cortadas en cubitos
- 1 libra de frijoles blancos secos, remojados durante la noche
- 4 tazas de caldo de champiñones
- 1 cubo de caldo de verduras
- 1 hoja de laurel
- 4 ramitas de perejil fresco
- 1 ramita de romero fresco
- 1 tomillo fresco
- 1 rama fresca salada

- 1 patata grande, pelada y en cubos

PREPARACIÓN

1. Calentar un poco de aceite de oliva en una sartén a fuego medio; Freír la cebolla y las zanahorias en aceite hasta que estén tiernas.
2. En el recipiente de una olla de cocción lenta, combine los frijoles, las zanahorias y la cebolla, el caldo de champiñones, el cubo de caldo y la hoja de laurel.
3. Agregue suficiente agua para cubrir todo por completo. Combine las hierbas frescas en una gasa y agregue a la olla de cocción lenta. Cocine a fuego lento durante 8 horas.
4. Agregue las papas y cocine por 1 hora.
5. Retire las hierbas antes de

servir.

Champiñones Marinados
Listo en 8 h 15 min. 16 porciones

INGREDIENTES
- 2 tazas de salsa de soja
- 2 tazas de agua
- 1 taza de mantequilla
- 2 tazas de azúcar
- 4 tazas (227 g) de champiñones blancos

PREPARACIÓN
1. En una cacerola, combine la salsa de soja, el agua y la mantequilla; Calentar a fuego lento hasta que se derrita. Poco a poco agregue el azúcar y revuelva hasta que se disuelva por calentamiento.
2. Coloque los champiñones en el tazón de la olla de cocción lenta y vierta la salsa. Tape y cocine a fuego

lento (BAJO) durante 8 a 10 horas, revolviendo cada hora.

3. Refrigere hasta que esté listo para servir.

Frijoles Fritos Mexicanos

Listo en 8 h 15 min. 15 raciones.

INGREDIENTES

- 1 cebolla, pelada y cortada por la mitad.
- 3 tazas de frijoles rojos, secos, enjuagados
- 1/2 chile jalapeño, sin semillas y picado
- 2 c. cucharadas de ajo picado
- 5 c. cucharadita de sal
- 1 3/4 c. té de pimienta
- 1/8 c. comino molido
- 9 tazas de agua

PREPARACIÓN

1. Ponga la cebolla, los frijoles, el

jalapeño, el ajo, la sal, la pimienta y el comino en una olla de cocción lenta.

2. Verter agua y revolver. Cocine a fuego alto durante 8 horas, agregando más agua si es necesario. NOTA: Si se ha evaporado más de 1 taza de agua, la temperatura es demasiado alta.

3. Una vez cocidos los frijoles escurrir y reservar el líquido. Machaque los frijoles con una batería de papa, agregando agua para lograr la consistencia deseada.

Sopa de Lentejas
Listo en 4 h 10 min. 8 porciones

INGREDIENTES

- 3 tazas de lentejas

- marrones
- 1/4 taza de perejil fresco picado
- 1/4 taza de pasta de curry
- 1 c. jengibre rallado
- 2 c. cucharadas de orégano fresco picado
- 2 dientes de ajo, picados
- 1 c. cucharadas de harina para todo uso
- 1 c. a la paprika

PREPARACIÓN

1. Combine todos los ingredientes en el recipiente de una olla de cocción lenta de 5 litros de capacidad; mezcla.
2. Agregue agua hasta media pulgada desde el borde. Cubra y cocine a fuego alto (ALTO) durante 4 horas.

Guisado de Papas Dulces

Listo en 4 h 30 min. 8 raciones.

INGREDIENTES

- 1/2 taza de agua
- Huevos batidos
- 1/3 taza de nueces picadas
- 1/3 taza de azúcar moreno
- 2 c. cucharadas de harina para todo uso
- 2 c. cucharadita de mantequilla

PREPARACIÓN

1. Engrasar ligeramente el recipiente de una olla de cocción lenta.
2. En un tazón grande, combine el puré de papas dulces, 1/3 taza de mantequilla derretida, azúcar y 2 cucharadas. de azúcar moreno. Agregue el jugo de naranja, los huevos y el agua.
3. Mezclar bien. Transferir la mezcla al recipiente de cocción lenta.
4. En un tazón pequeño, combine las pacanas, 1/3 taza de azúcar moreno, harina y 2 cucharaditas. mantequilla.

5. Extender por todas partes las batatas.
6. Cubra la olla de cocción lenta, colóquela en alto y cocine por 3 a 4 horas.

Curry Con Verduras Y Huevos Cocidos

Listo en 4 h 21 min. 6 porciones

INGREDIENTES
- 2 c. aceite vegetal (30 ml)
- 1 cebolla grande, rebanada
- 1 berenjena pequeña, cortada en cubitos
- 3 dientes de ajo, finamente picados
- 1 c. Jengibre fresco de mesa, finamente picado (15 ml)
- 1/2 c. sal (2 ml)
- 3 tazas de florecillas de coliflor (750 ml)

- 2 papas, peladas y en cubos.
- 2 tazas de caldo de verduras (500 ml)
- 1/4 taza de pasta de tomate (60 ml)
- 3 c. En pasta de curry suave cucharadas. (45 ml)
- 1/2 tazas de guisantes congelados (375 ml)
- 4 huevos duros, picados

PREPARACIÓN

1. En una sartén grande, caliente el aceite a fuego medio. Agregue la cebolla, la berenjena, el ajo, el jengibre y la sal y cocine durante 6 minutos o hasta que la berenjena esté tierna.
2. Ponga la mezcla de berenjena en la olla de cocción lenta. Agregue la coliflor, las papas, el caldo de verduras y la pasta de tomate y la pasta de curry y revuelva. Cubra y cocine a fuego lento durante 4 horas.

3. Agregue los guisantes y revuelva. Cubra y cocine a fuego alto durante 15 minutos. Antes de servir, espolvorear los huevos cocidos y el cilantro.

Frijoles Al Horno Con Maple Slow Cooker Milady

Listo en 7 horas. 4 porciones

INGREDIENTES
- 4 tazas (2 L) de frijoles blancos
- 1/2 taza (250 ml) de grasa de cerdo
- 1 taza (500 ml) de cebolla en rodajas
- 1 1/2 tazas (375 ml) de jarabe de arce
- 1/2 taza (125 ml) de melaza
- 1 1/2 cucharadita. para tabular (22 ml) pasta de tomate
- 1 c. cucharadita pimienta negra

recién molida

- 1 1/2 cucharadita. cucharadita sal
- 1 1/2 cucharadita. cucharadita mostaza seca
- 3 1/2 L de agua

PREPARACIÓN

1. Remojar los frijoles durante la noche o al menos 4 horas y escurrir. Cocer a fuego lento 30 min. En el plato de cocción lenta se deposita la grasa del cerdo.
2. Agregue las cebollas, el jarabe de arce, la melaza, la pasta de tomate, la pimienta, la sal y la mostaza y mezcle. Agregue los frijoles y cubra con ½ pulgada de agua.
3. Tape y cocine a 250ºF (120ºC) precalentado durante la noche o a 350ºF (180ºC) durante al menos 7 horas (agregue agua si es necesario).

Guiso Cocido a Fuego Lento de Chalote y

Calabazas

Listo en 4 h 20 min. 8 porciones

INGREDIENTES

- 2 c. aceite de oliva de mesa (30 ml)
- 3 tazas de chalotes franceses en cuartos 6 dientes de ajo
- 1/2 c. Fabricantes de salvia seca (2 ml).
- 4 t de calabaza en cubos (1 L)
- 3 tazas de caldo de verduras (750 ml)
- 1/2 taza de vino blanco seco (125 ml)
- 1/4 c. Sal (1 mL)
- 1/4 c. molinillo de té negro pimienta (1 ml)
- 1 lata de frijoles, enjuagados y escurridos (19 oz / 540 mL)
- 1 lata de frijoles blancos, enjuagados y escurridos (19 oz / 540 mL)

- 2 c. harina (30 ml)
- Agua 1/3 taza (80 ml)
- 1/4 taza de perejil fresco, picado (60 ml)

PREPARACIÓN

1. En una sartén, caliente el aceite y agregue los chalotes, el ajo y la salvia y cocine por 7 minutos o hasta que los chalotes y el ajo estén dorados. Ponga la mezcla de chalote en la olla de cocción lenta.

2. Agregue la calabaza, el caldo, el vino, la sal, la pimienta y los frijoles rojos. Coloque los frijoles en un tazón, haga un puré con un machacador de papas y luego agregue a la cocción a fuego lento.

3. Tape y cocine a fuego lento durante 4 horas.

4. En un bol, mezclar la harina y el agua. Agregue la mezcla de harina y el perejil en la olla de

cocción lenta y mezcle. Tape y cocine a fuego alto durante 15 minutos o hasta que la salsa se espese.

Pimientos Rellenos a Baja Cocción

Listo en 8 h 25 min. 6 raciones.

INGREDIENTES

- 3 c. aceite de oliva de mesa (45 ml)
- 1/3 taza de piñones o palitos de almendras
- 1 cebolla picada
- 2 dientes de ajo, finamente picados
- Arroz hervido 1 taza (250 ml)
- 1/4 taza de grosellas o pasas (60 ml)
- 2 c. en eneldo seco (30 ml)
- 2 c. Con menta seca (30 ml)
- 1/4 c. té de sal (6 ml)
- 1 c. azúcar de los fabricantes (5 ml)

- 3/4 c. Té molido de canela (4 ml)
- 1/2 c. Té de especias de Jamaica (2 ml)
- 1/4 c. molinillo de té negro pimienta (1 ml)
- Tazas de agua hirviendo (500 ml)
- 1 calabacín cortado en cubitos
- 6 pimientos
- Agua 1/2 taza (125 ml)
- c. jugo de limón (30 ml)
- 2 c. Tabla de perejil fresco, picado (30 ml)

PREPARACIÓN

1. Calentar 2 cucharadas. de aceite en una cacerola mediana a fuego medio.
2. Agregue los piñones y cocine, revolviendo, durante unos 2 minutos o hasta que estén ligeramente dorados.

3. Agregue el ajo y la cebolla y cocine mientras revuelve ocasionalmente durante 2 minutos. Agregue el arroz, las grosellas, el eneldo, la menta, la sal, el azúcar, la canela, la pimienta de Jamaica y la pimienta y al agua hirviendo.

4. Reduzca el calor, cubra y cocine a fuego lento hasta que se absorba el líquido y el arroz esté aún ligeramente firme. Ponga la mezcla de arroz en un tazón, agregue el calabacín y mezcle. Dejar enfriar.

5. Corte una rebanada de aproximadamente 1/2 pulgada (1 cm) de los pimientos, saque y rellene con la mezcla de arroz enfriada. Ponga los pimientos rellenos en la olla de cocción lenta.

6. Agregue el agua, el jugo de limón y el aceite restante. Cubra y cocine a fuego lento durante 8 horas. Para servir, adornar con

perejil.

Chili de Frijoles de Árbol a Baja Cocción

Tiempo de preparación: 8 horas. 6 porciones

INGREDIENTES
- 1 caja de tomates enteros de 28 oz.
- 1/4 taza de pasta de tomate
- 1 c. para tabular el polvo de chile
- 1 c. cucharadita Orégano seco
- 1 c. cucharadita comino molido
- 1/4 c. cucharadita sal
- 1/4 c. cucharadita (1 ml) pimienta negra recién molida
- 1/4 c. cucharadita (1 ml) de azúcar
- 1 cebolla, picada
- 2 dientes de ajo picados finamente
- 1 zanahoria picada

- 1 tallo de apio picado
- 1 caja de 19 oz. Alubias, enjuagadas y escurridas.
- 1 caja de 19 oz. Alubias negras, enjuagadas y escurridas.
- 1 caja de 19 oz. Garbanzos, enjuagados y escurridos.

PREPARACIÓN

1. En la olla de cocción lenta, usando un triturador de papas, machaca los tomates.
2. Agregue la pasta de tomate, el chile en polvo, el orégano, el comino, la sal, la pimienta y el azúcar y mezcle.
3. Agregue los ingredientes restantes, cubra y cocine a fuego lento durante 8 a 10 horas.

Tu regalo gratis

Quería mostrar mi agradecimiento de que apoyas mi trabajo, así que he hecho un regalo gratis para ti.

Las Mejores Recetas de Cocina Lenta

Simplemente visita el enlace de arriba para descargarlo ahora.

Sé que te encantará este regalo.

¡Gracias!

Conclusión

Descubra la belleza de la cocción lenta, especialmente cuando busca formas rápidas y fáciles de tener una cena deliciosa y nutritiva. Si bien puede sonar ilógico, las cocinas lentas son importantes electrodomésticos de cocina que brindan maneras increíbles de ahorrar tiempo para diseñar platos simples y satisfactorios. Además, puede usar su olla de cocción lenta para crear una notable selección de platos, desde ganado estofado o carnes de aves de corral hasta los irresistibles favoritos de la cena.

¡Usar una olla de cocción lenta no podría ser mucho más sencillo! Simplemente llene la cocina con todos sus deliciosos ingredientes, elija la configuración adecuada y deje que la cocina haga su magia durante las siguientes horas de cocción lenta. En resumen, no deberías estropearlo. Para facilitar aún más, cada receta tiene consejos de cocina útiles para guiar y hacer que todo sea muy fácil para usted.

En general, las comidas de cocción lenta son más baratas, y solo requieren un poco de esfuerzo y son más fáciles de preparar. Hoy en día, como siempre estamos preocupados con nuestros trabajos, algunas actividades extracurriculares y otras obligaciones habituales, redescubrir el método culinario de cocción lenta seguramente facilita y ajusta el tiempo.